AUX

Mères de Famille

C. MOREL

LYON

IMPRIMERIE A. MAISONNEUVE

Passage de l'Hôtel-Dieu, 41

1895

AUX

Mères de Famille

—— ✳ ——

Un fait important d'intérêt social s'est produit dans le département du Rhône, depuis quelques années : la diminution de la mortalité des enfants nouveau-nés de Lyon.

Quelle est une des causes déterminantes de cette constatation ?

La fin des préventions contre le Bureau des Nourrices et l'empressement mis par les familles et les filles-mères mêmes à avoir recours à son intermédiaire et à s'entourer des garanties de tout ordre que le Bureau offre dans le placement des Nourrissons.

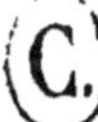

Longtemps on s'est trompé dans la population lyonnaise et même dans les milieux les plus éclairés, sur le mécanisme, le fonctionnement, les conditions de création, la surveillance dont le bureau est l'objet.

On a cru que c'était une industrie, comme tout autre, fonctionnant dans la plénitude des droits de la liberté commerciale, que le Bureau bornait son rôle, moyennant salaire, à fournir des nourrices, sans veiller à la santé des enfants qui lui étaient confiés !

Erreur ! Le Bureau des Nourrices, quai de l'Hôpital, 35, dirigé par Monsieur Morel est une véritable Administration publique, autorisée par M. le Préfet du Rhône, vivant sous le contrôle permanent de la haute administration préfectorale, soumis à toutes les formalités prévues par les lois et les règlements, *et remplaçant entièrement la famille dans son œuvre sociale.*

Nul ne peut en effet, médecins, sages-femmes ou autres, servir d'intermédiaire pour le placement des nouveau-nés *ou de tout enfant au-dessous de 2 ans*, sans être pourvu d'une autorisation de M. le Préfet du département.

Examinons donc brièvement quelles sont les conditions d'existence du Bureau des Nourrices, à quelles règles il est soumis, et quelle grande confiance peuvent mettre en lui les familles.

Le premier Bureau des Nourrices a été fondé à Lyon en 1780 *par Ordonnance Royale*.

Cet usage de la Prérogative Royale apparait comme un indice de la préoccupation administrative.

Un principe s'établit : L'Etat revendique pour lui le droit d'octroyer toute permission de placement d'enfants, sous des conditions déterminées.

La même ordonnance est observée dans la gestion du Bureau des Nourrices jusqu'en 1853.

M. C. Mörel est aujourd'hui Directeur de ce premier Bureau, dont il a transporté le siège quai de l'Hôpital, 35, près le pont de l'Hôtel-Dieu.

Le 17 Novembre 1853, un arrêté Préfectoral, signé par M. Vaïsse, intervient, fixant en matière de Bureaux de Nourrices la vieille jurisprudence et la complétant par une série d'articles, inspirés par une connaissance approfondie de la question.

Tout homme, ami de la prospérité de son pays, doit juger sans parti pris, un acte émanant de l'autorité ; quand cet acte a pour base un but utilitaire, national et quand la pratique a sanctionné, par une longue expérience sa parfaite entente du bien public.

Nous le déclarons hautement, cet arrêté de 1853, un des mieux conçus, des mieux étudiés de la série des actes Préfectoraux, contient dans son économie, son esprit, ses termes mêmes tous les éléments de la Loi de la Protection du Premier Age, du 23 Décembre 1874, à laquelle l'éminent Dr Roussel, un philantrope, sénateur de la Lozère, a attaché son nom.

Cet arrêté du 27 Novembre 1853 contient 38 articles, il est le guide dans le département du Rhône de l'industrie nourricière dont un des représentants accrédités est M. C. Morel, de Lyon.

En citer quelques articles suffira : la mère de famille comprendra mieux, par des textes précis l'importance de cette institution :

« L'Article 1er dit : A l'avenir nul ne pourra tenir « dans le département du Rhône un Bureau de place- « ment de Nourrices sans une permission spéciale, « *ces bureaux seront sous la surveillance directe et* « *immédiate de l'autorité.*

« Art. 15. — Aucune nourrice ne sera admise si elle « n'est munie d'un certificat délivré par le Maire de « sa commune, indiquant ses noms, prénoms, âge, « profession et domicile, la date de son dernier accou- « chement, et si son enfant est vivant ou décédé ;

« qu'elle n'a point de nourrisson, et que son habita-
« tion est saine, enfin qu'elle a des moyens d'exis-
« tence et qu'elle est de bonne vie et mœurs.

« Art. 16. — La nourrice devra se pourvoir d'un
« second certificat dûment légalisé, délivré par *un*
« *docteur en médecine* et attestant qu'elle réunit sous
« le rapport sanitaire, toutes les *conditions désirables*
« *pour élever un nourrisson.*

« Art. 11. — Ils feront visiter les enfants le plus
« souvent possible mais régulièrement une fois tous
« les trois mois. Les visites seront constatées par le
« visa du Maire de la commune qu'habitent les nour-
« rices. Le Directeur fera connaître aux parents l'état
« sanitaire et la tenue de leurs enfants. »

Plus tard, et pendant une période de vingt années,
un long cri s'élève de tous les points de la France, les
recensements de la population faits en 1861, 1866,
1871, 1876, 1881, établissent d'une façon péremp-
toire que la race française diminue en natalité et que
le faible excédent des naissances est le propre d'éléments étrangers?

Des théories nouvelles naissent de toutes pièces, où
est le mal, quel est le remède?

Alors surgit le Dr Roussel, député de l'Assemblée

Nationale, apportant plus qu'un palliatif, un remède absolu, efficace.

Si nous nous dépeuplons, si nos enfants périssent, si notre race tend à s'effacer, c'est que l'enfant n'est plus protégé. Confié à des mains mercenaires, on n'a le plus souvent de ses nouvelles que pour apprendre son décès.

Négligence des parents, sans doute! mais abdication aussi de l'intérêt national représenté par ses mandataires.

Le nouveau-né, lui, l'espoir de la famille, était laissé le plus souvent aux soins de mercenaires, dont l'allaitement était un commerce, et qui ne se chargeaient nullement la conscience par la multiplicité des décès — dus, dans la plupart des cas, à la négligence, aux mauvais soins, à la spéculation même.

La vie d'un enfant on n'en avait cure, et des statistiques nous ont dévoilé dans certaines contrées de la France, cette plaie horrible, une mortalité de 95 sur 100 nouveau-nés.

Notre département n'a jamais connu, heureusement, cette plaie.

Depuis plus d'un siècle (1780), le véritable rôle du Bureau des Nourrices a donc été de prendre la place de la famille, ou de la fille-mère, de veiller sur la santé, sur la vie de l'enfant à lui confié, de soumettre la nourrice à une surveillance constante, de la surprendre dans son intérieur, et enfin de la faire visiter par un médecin désigné par ses soins.

Allons plus loin !

A côté de cette délicate mission, le Bureau des Nourrices n'a-t-il pas un intérêt immédiat et de premier ordre, à avoir le moins de mortalité possible, à s'attirer par une bonne administration la confiance des familles.

Tout se sait, tout se dit !

La mère, le meilleur juge dans ces cas, contente de l'intermédiaire du Bureau des Nourrices, aura recours à lui chaque fois qu'un nouveau-né viendra augmenter la famille, et saura, elle même, par une propagande efficace mais sans bruit appeler l'attention sur la sécurité offerte par cette institution.

Aussi que s'est-il passé !

Dans cette longue période, les directeurs qui ont dirigé ce Bureau de Nourrices — le premier créé en France — ont tenu à honneur de publier annuellement le chiffre des enfants qui leur étaient confiés, et celui de la mortalité.

Par là ce fait a été établi d'une façon indiscutable

La mortalité des nouveau-nés était moindre parmi les enfants placés par le Bureau que parmi ceux placés directement par les parents.

Là est la meilleure preuve d'un bon fonctionnement, peut-on également ajouter qu'une bonne institution arrivée dans la même ville à sa 114e année d'existence, a largement acquis ses lettres de grande noblesse écrites et signées par une longue série de générations.

Plus tard le règlement d'administration publique publié le 27 Février 1877, détermine le fonctionnement de la loi et consacre la 3e section composée de six alinéas à la surveillance des Bureaux de nourrices.

Il y est dit « L'arrêté d'organisation du Bureau « détermine les conditions particulières auxquelles « le permissionnaire est astreint dans l'intérêt de la « salubrité, des mœurs et de l'ordre public. »

« Les directeurs qui refuseraient de recevoir la « visite des personnes autorisées en vertu de la dite « loi seraient passibles des peines édictées par l'ar- « ticle 6 de la loi. »

Où trouve-t-on et sous une forme aussi précise, un ensemble de mesures propres à rassurer les esprits les plus prévenus ?

Quelle préoccupation constante ont montré et les administrations locales, le législateur et le directeur, dans cette lutte contre la mortalité infantile.

N'est-ce pas dire aux mères, nous avons autorisé cette institution du Bureau des nourrices, mais à la condition que nous la tiendrons sous notre main.

Une autre tendance s'observe également dans la société : l'allaitement maternel diminue de jour en jour; la mère de famille ou la fille-mère, pressées par les occupations de l'intérieur ou par la nécessité de pourvoir à son existence, ne peuvent plus donner à l'être aimé leur sein nourricier et l'entourer des soins les plus vigilants.

Cette nécessité, née de circonstances des difficultés de la vie, a rendu au Bureau des nourrices toute son importance, toute sa valeur, toute sa bienfaisante influence.

Où parler d'esprit de mercantilisme, quand on a charge d'existences si précieuses ! et quelle mission plus généreuse que celle d'un directeur de bureau de veiller sur le petit être qui lui a été confié, de remplacer la famille et de le rendre plein de santé !

A cette tâche, M. Morel ne faillira pas. Modeste il y a quelques 50 ans, son Bureau de nourrices situé quai de l'Hôpital, 20, est aujourd'hui transformé en une grande administration, pourvue d'un personnel sérieux, dévoué et intelligent, choisi avec le plus grand soin, et nommé pour le service médical et de l'inspection par M. le Préfet du Rhône.

Il est possible de résumer en peu de mots ce que nous venons d'exposer : le Bureau des nourrices fonctionne

1° Sous l'œil et la surveillance constante de la haute administration ;

2° Il remplit toutes les obligations imposées aux pères de famille par la loi de protection des enfants du 1ᵉʳ âge du 23 décembre 1874.

3° Il *avertit d'urgence* les parents, en cas de maladie de l'enfant ;

4° Fait visiter trimestriellement les enfants par ses inspecteurs et envoie aux parents un bulletin mentionnant les résultats de la visite.

5° Ne présente que des nourrices aux seins acceptés par les médecins.

6° Accepte le placement des enfants des filles-mères, et si elles reçoivent les secours de l'administration, remplit toutes les formalités exigées pour le paiement des gages.

7° Ne place les nourrissons que dans les contrées

reconnues les plus saines. On ne peut nier que la garantie et la sécurité sont complètes et que c'est accomplir un devoir que de recommander une pareille institution.

Il nous reste maintenant à vous entretenir de l'inspection. Quatre fois par an l'inspecteur M. A. Périllat chargé de visiter les enfants placés par le bureau dans les divers départements, fait ce service depuis 20 ans, il a acquis une expérience incontestable et grâce à ses bons conseils, les nourrices ont fait de sérieux progrès au point de vue des soins à donner aux enfants et, il a par ce fait même sauvé des milliers d'existences, aussi la Société protectrice de l'Enfance vient-elle de le récompenser en lui accordant une mention et une **Médaille d'argent** le 11 Mai 1895, témoignages de son admiration pour ses services rendus à l'enfance.

Nous avons déjà dit que M. le Directeur du Bureau ne doit recevoir aucune nourrice si elle n'est en possession :

1° d'un certificat du Maire de la commune, indiquant (*A*) les noms, prénoms, signalement, domicile et profession de la nourrice, date et lieu de naissance; (*B*), les noms, prénoms et profession de son mari ; (*C*), la date de naissance de son dernier enfant.

« Le certificat fait connaître si le mari a donné son

consentement, il contient les renseignements sur la conduite et les moyens d'existence de la nourrice, sur la salubrité et la propreté de son habitation. »

Enfin d'un certificat médical délivré par le médecin Inspecteur de la commune où réside la nourrice, le certificat peut également être délivré dans la commune où la nourrice vient prendre l'enfant, il doit attester :

1º Que la nourrice remplit les conditions désirables pour élever un nourrisson ;

2º Quelle n'a ni infirmités, ni maladies contagieuses ; qu'elle est vaccinée. L'arrêté préfectoral précité a imposé au Directeur du Bureau, l'obligation d'avoir à demeure un docteur en médecine, agréé et nommé par M. le Préfet. Le médecin visite chaque jour toutes les nourrices, soit celles qui sont arrivées, soit celles qui attendent leur placement ; celles même pourvues du certificat médical, mais qui ne présentent pas toutes les conditions d'aptitudes exigées pour la sécurité des familles, sont renvoyées sans délai ; les autres restent sous la surveillance du Bureau et du médecin. On comprend en effet que le rôle médical est la base même du fonctionnement bien entendu d'un pareil service.

Le docteur en médecine M. Bachelet qui a publié plusieurs ouvrages sur les enfants, attaché au bureau de M. Morel, a pour mission de servir d'intermédiaire entre les deux parties contractantes, la famille et la nourrice.

Son mandat est double.

Il doit à la fois sauvegarder l'enfant et la nourrice.

Qu'arrive-t-il dans la pratique ? La nourrice à son arrivée présente le certificat délivré par le médecin de sa commune ou de son canton, établissant qu'elle peut allaiter un nourrisson.

Qu'elle est la règle du Bureau ?

Le Directeur considère ce certificat comme une simple bonne note, mais il ne peut s'y rapporter absolument ; il a besoin d'une garantie nouvelle, dont la sincérité ne crée pas de doute dans son esprit de praticien, à qui une longue habitude a donné une sûreté d'examen peu discutable.

Et cette déclaration est utile et nécessaire.

Loin de nous la pensée de mettre en doute la bonne foi et la compétence de MM. les médecins de la campagne, mais les familles ont toujours une tendance à croire que *dans certain cas*, un sentiment exagéré de bienveillance, a facilité l'obtention d'un certificat médical : or, toute hésitation cesse devant l'affirmation raisonnée du médecin du Bureau, déclarant que telle ou telle nourrice est apte à allaiter.

Ainsi, pourvue ou non du certificat médical prescrit par la loi de Protection, toute nourrice se présentant au bureau, subit une inspection particulière du médecin.

Chacune d'elles avant d'être admise, doit présenter le certificat délivré par le Maire de sa commune, par ce certificat le médecin connaît l'âge de la nourrice, l'âge de son lait ; il est informé si son enfant est vivant ou décédé ; dans le dernier cas, il recherche les causes du décès.

Vient ensuite un examen plus intime et personnel de la nourrice, l'inspection des seins, la qualité et la quantité du lait, la recherche des maladies apparentes ou cachées, dont elle peut être affectée.

Disons cependant que dans cette visite, il ne s'agit pas de remplir une simple formalité, et qu'au Bureau de M. Morel, l'examen médical se pratique avec une rigueur rassurante.

Qui aurait à se plaindre de cette sécurité ?

Les mauvaises nourrices que leur renvoi exaspère et qui ne savent comprendre que contre « bon argent » ! on a le devoir d'exiger « bon lait et bonne santé », auraient seules la prétention de s'élever contre ces précautions nécessaires.

Qu'une réflexion me soit permise !

On ne croira jamais dans nos milieux si policés, et on ne saurait trop répéter combien, parfois sous leur bonhommie campagnarde, sous leur allure empruntée et leur extérieur naïf et timide, les nourrices attirées par l'espérance d'une location élevée, cachent de finesse, d'astuce et de rouerie !

Quelle souplesse, quelle habileté elles déploient, en vue de tromper et de surprendre la bonne foi des gens chargés de les recevoir et de les visiter, du médecin ou du personnel administratif du bureau : elles ont à leur service toute une série de ruses et de fraudes.

Il est vrai de dire que ces supercheries ont peu ou pas de chances de réussite, quand les Nourrices ont affaire au Bureau,

Par sa composition, sa pratique quotidienne, le personnel du Bureau a appris à les connaître et à les éventer ; mais il ne saurait en être ainsi, quand la famille choisit sa Nourrice directement, ou par l'intermédiaire d'une personne amie, d'une sage-femme, soit même de son médecin ordinaire.

En ces derniers cas, les Nourrices peuvent toujours espérer de voir leurs ruses aboutir par cela seul que l'on ne s'en méfie pas.

Parmi toutes les garanties d'ordre matériel, d'intérêt général, de tutelle administrative, qu'offre le Bureau des Nourrices de M. Morel, cette considération de sécurité, relativement au choix de la nourrice, est d'une importance qui ne saurait échapper à l'attention des personnes, même les plus entachées de préventions.

Quel est le désir du Directeur du Bureau ?

Bien servir les familles, éviter les plaintes, veiller au bien être des nourrissons et de là, la nécessité, l'obligation de dévoiler les ruses, les substitutions de personnes, les pièces falsifiées même dont sans aucun souci des peines édictées par la loi de protection du 23 décembre 1874, des poursuites correctionnelles qu'elles encourent, les Nourrices, mues par l'appât d'un salaire.plus élevé, n'hésitent pas à se munir.

La mission du Médecin du Bureau se borne-t-elle simplement à la visite, au choix de la Nourrice ? Non !

Si la famille doit avoir en lui une confiance justifiée, la Nourrice de son côté a le droit de trouver dans sa science une prémunition contre toute contamination originelle.

Le Médecin, en effet, après avoir constaté que la Nourrice a suffisamment de lait pour accepter et entreprendre un nourrissage au sein, qu'elle n'offre aucune trace de tares constitutionnelles, a le devoir de la protéger, à son tour, contre une infection possible venue du nourrisson.

Il est donc facile de voir par cette double mission que le Médecin constitue le premier rouage et le plus essentiel dans le fonctionnement du Bureau des Nourrices, dirigé par M. Morel.

Son visa est strictement nécessaire pour qu'un enfant puisse être confié à des mains étrangères : Sa situation personnelle le met à l'abri de tout soupçon, car il n'a aucune tendance personnelle à favoriser une Nourrice plutôt qu'une autre, attendu qu'il n'en connait aucune, et que la seule recommandation qui ait de la valeur à ses yeux, consiste *en un bon lait et une florissante santé.*

Indépendant vis-à-vis des familles, vis-à-vis des nourrices, le Médecin occupe auprès du Directeur du Bureau, une situation officielle puisqu'il doit être agréé et nommé par l'autorité Préfectorale.

Son ministère est ainsi entouré d'une somme de liberté suffisante qui lui laisse intacte toute son indépendance.

L'esprit débarrassé de toute préoccupation de gestion administrative, il se renferme dans son service tout humanitaire, tenu à l'écart de toute obligation envers les parties contractantes.

De plus, rompu aux ruses des Nourrices, obligé à une inspection quotidienne, il acquiert par une constante pratique, dans le domaine restreint qui nous occupe, une autorité, une habitude, une sécurité de jugement que l'on cherche difficilement ailleurs.

Ce concours inusité de vigilance donne à toutes les familles une sécurité inappréciable, et qu'il n'est pas possible de trouver dans d'autres conditions.

Il nous restera à tirer de cette courte étude une conclusion : *c'est qu'il est impossible de trouver plus de garantie que n'en offre le Bureau pour le choix des Nourrices.*

Le Directeur,

C. MOREL, quai de l'Hôpital, 35.